RECHERCHES EXPÉRIMENTALES

SUR

L'HÉMATURIE CONSÉCUTIVE

AUX

INJECTIONS INTRA-VEINEUSES DE CHLORAL

PAR

L. CHARBONNEL-SALLE

DOCTEUR EN MÉDECINE
LICENCIÉ ÈS SCIENCES NATURELLES
ANCIEN PRÉPARATEUR A LA FACULTÉ DES SCIENCES DE GRENOBLE
ET A LA FACULTÉ DE MÉDECINE DE LYON

PARIS

LIBRAIRIE J. B. BAILLIÈRE ET FILS

19, RUE HAUTEFEUILLE, PRÈS DU BOULEVARD SAINT-GERMAIN

1878

RECHERCHES EXPÉRIMENTALES

SUR

L'HÉMATURIE CONSÉCUTIVE

AUX

INJECTIONS INTRA-VEINEUSES DE CHLORAL

LYON. — IMP. PITRAT AINÉ, RUE GENTIL, 4

RECHERCHES EXPÉRIMENTALES

SUR

L'HÉMATURIE CONSÉCUTIVE

AUX

INJECTIONS INTRA-VEINEUSES DE CHLORAL

PAR

L. CHARBONNEL-SALLE

DOCTEUR EN MÉDECINE
LICENCIÉ ÈS SCIENCES NATURELLES
ANCIEN PRÉPARATEUR A LA FACULTÉ DES SCIENCES DE GRENOBLE
ET A LA FACULTÉ DE MÉDECINE DE LYON

PARIS

LIBRAIRIE J.-B. BAILLIÈRE ET FILS

19, RUE HAUTEFEUILLE, PRÈS DU BOULEVARD SAINT-GERMAIN

1878

RECHERCHES EXPÉRIMENTALES

SUR

L'HÉMATURIE CONSÉCUTIVE

AUX

INJECTIONS INTRA-VEINEUSES DE CHLORAL

AVANT-PROPOS

L'hydrate de chloral a été, dans ces dernières années, pour les physiologistes et les médecins, le sujet de nombreuses et importantes études, soit au point de vue de ses usages thérapeutiques, soit en ce qui concerne le mécanisme de son action physiologique.

C'est en 1869 que le chloral fut présenté au monde médical par Liebreich, comme un nouvel agent hypnotique et anesthésique. De ces deux propriétés, la première, celle de produire le sommeil, n'a jamais été contestée. La seconde, la propriété anesthésique, révoquée en doute par quelques auteurs, est aujourd'hui généralement admise. Qu'il soit possible, par une forte dose de chloral, de supprimer toute manifestation sensitive et réflexe, c'est ce que l'expérimentation physiologique a nettement démontré. Cette propriété bien constatée a, dès 1870, inspiré à quelques chirurgiens l'idée de combattre par le chloral le tétanos et l'hydrophobie, plus tard, celle de le substituer aux agents usités dans la pratique de l'anesthésie chirurgicale.

L'introduction directe d'un médicament dans l'appareil circulatoire étant le mode d'administration qui promet l'action la plus sûre et la plus prompte, on s'enhardit bientôt à pratiquer sur l'homme l'injection intra-veineuse de chloral. Mais les avantages de ce procédé, les succès qu'il a obtenus ne doivent point faire oublier la possibilité de certains accidents, inhérents à la méthode elle-même et qui l'ont exposée à de vives critiques. Parmi ces accidents, il en est un, inconstant, qui sollicite l'attention par sa singularité et sa gravité apparente : nous voulons parler de l'hématurie.

L'étude de ce phénomène sera le sujet de notre travail inaugural.

Signalée pour la première fois par M. Vulpian à la suite d'expériences sur les animaux, l'hématurie chloralique fut bientôt constatée chez l'homme par deux chirurgiens belges, MM. Deneffe et Van Wetter. Comme toutes les manifestations de la vie, normales et pathologiques, ce phénomène doit être lié à des conditions déterminées, à des états physico-chimiques de l'organisme, particuliers et constants ; mais jusqu'à ce jour, aucune recherche expérimentale n'a été faite en vue d'en établir le déterminisme et d'en pénétrer le mode de production. C'est cette petite lacune que nous avons essayé de combler. Quelles conditions rendent l'hématurie par le chloral possible quand elles sont réalisées, impossible quand elles font défaut ; quelles lésions accompagnent le phénomène ; sont-elles fugaces ou persistantes ; par quel mécanisme le chloral fait-il apparaître le sang dans l'urine : telles sont les questions dont la solution importe, au double point de vue de la théorie et des applications.

Dans l'espoir de résoudre quelques-uns de ces problèmes, nous avons institué une série d'expériences au Laboratoire de physiologie de la Faculté de médecine. C'est d'après les conseils et sous la direction bienveillante de M. le professeur Picard, que nous avons entrepris ce travail dont il nous a suggéré l'idée première. Qu'il veuille bien accepter l'hommage de notre reconnaissance.

Je prie également M. le docteur Rebatel de recevoir mes sincères remerciements pour l'obligeante assistance qu'il m'a souvent prêtée.

PREMIÈRE PARTIE

HISTORIQUE

C'est en 1874 que M. Vulpian observa pour la première fois l'hématurie à la suite d'une injection de chloral[1].

On sait qu'à la même époque, MM. Oré et Douaud, (de Bordeaux) après avoir, avec une heureuse témérité, pratiqué leur première injection veineuse de chloral chez une tétanique, essayaient l'application de leur nouveau procédé à l'anesthésie chirurgicale. Accueillie par une vive opposition au sein des Sociétés savantes, la tentative de M. Oré avait soulevé de nombreuses et importantes objections. Le fait signalé par M. Vulpian vint accroître la liste déjà longue des accidents qu'on lui avait reprochés.

Rappelons les faits principaux que signale la note de M. Vulpian. Trois fois, dit l'éminent physiologiste, sur soixante à quatre-vingts expériences, le chloral employé comme moyen contentif et injecté dans la veine, produisit l'hématurie. Toujours on s'est servi de la solution au cinquième, poussée dans la veine crurale avec une

1 *Bulletins de l'Académie de médecine,* séance du 2 juin 1874.

grande lenteur et en plusieurs fois. Dans la première expérience, trois grammes, dans les autres cinq et six grammes ont suffi pour faire apparaître le sang dans l'urine, vingt minutes à une heure après le début de l'opération. L'autopsie ne révèle aucune lésion des voies d'excrétion ; mais les reins sont très congestionnés et l'ablation de la capsule fibreuse laisse voir des ecchymoses dans la substance corticale.

M. Vulpian attribue ces effets à l'irritation violente exercée sur le tissu des reins par le chloral ou par ses produits de transformation. En terminant, il déclare qu'il n'a pas suivi l'accident dans ses conséquences ultérieures et se demande s'il ne pourrait pas être l'origine d'une néphrite.

Deux mois après la découverte de M. Vulpian, MM. Feltz et Ritter, étudiant l'action du chloral sur le sang, au moyen de l'injection veineuse pratiquée sur des chiens, constatent de nouveau l'écoulement d'urine fortement rougie [1]. Dans leurs expériences, de nombreuses injections de solution au cinquième étaient faites successivement sur le même animal. Les auteurs expliquent ce phénomène, non par une hémorrhagie rénale, comme M. Vulpian, mais par l'altération du sang et la dissolution de l'hémoglobine. « Les altérations du sang, disent-ils, sont profondes, les globules, déformés, perdent leur élasticité, le plasma présente une teinte rouge qui augmente de plus en plus. Le champ du microscope se recouvre rapidement de cristaux d'hémoglobine... Les urines contiennent de l'hémoglobine en solution facilement

---

[1] Feltz et Ritter, Acad. des sciences, 1874.

reconnaissable au spectroscope. La couleur rouge des urines coïncidait fréquemment avec des taches ecchymotiques de la muqueuse digestive. Le poumon, le foie et les reins, toujours hypérémiés, ne présentaient jamais d'infarctus. »

M. Claude Bernard, dans ses *Leçons sur les anesthésiques et l'asphyxie*, publiées en 1876, consacre un chapitre à l'étude du chloral, dont il compare les propriétés physiologiques à celles de la morphine plutôt qu'à celles des agents anesthésiques. Rappelant les observations de M. Vulpian, il les confirme par des faits nouveaux d'hématurie, observés après l'injection dans les veines.

Dans les nombreuses publications que ces dernières années ont vu paraître au sujet du chloral, le phénomène que nous étudions occupe un rang très secondaire. Les deux illustres maîtres dont nous rappelons les observations sont, à notre connaissance, avec MM. Feltz et Ritter, les seuls physiologistes qui l'aient remarqué, dans le cours de leurs recherches expérimentales. Aucune mention n'en est faite par M. Oré, ni par les chirurgiens français qui l'ont imité. Mais en 1876, les faits cliniques révélés par MM. Deneffe et Van Wetter vinrent donner à cette manifestation du chloral un plus vif intérêt[1].

Le mémoire de ces deux chirurgiens expose les résultats très nombreux et très importants des injections de chloral qu'ils ont pratiquées, soit dans des cas de tétanos ou de rage, soit en vue de produire l'anesthésie. Partisans convaincus de la méthode, ils s'efforcent d'en atté-

[1] Nouveaux cas d'anesthésie par injections intra-veineuses de chloral, *Bulletins de l'Académie royale de médecine de Belgique*, 1876, t. X, n° 6.
Mémoires couronnés et autres mémoires publiés par l'*Académie royale de médecine de Belgique*, t. M, 1876.

nuer les dangers et d'en faire valoir les avantages. Appréciant le phénomène qui nous occupe : « On a signalé, disent-ils, et mis à la charge de la méthode la congestion des reins et l'hématurie. Plusieurs fois nous avons constaté l'hématurie, comme aussi on l'a constatée dans la transfusion du sang ; jamais, nous l'affirmons, ce phénomène n'a produit quoi que ce soit de fâcheux. Le malade ne s'en doute même pas, aucune douleur, aucun malaise ne se lient à la présence du sang dans l'urine, et, règle générale, la seconde émission de ce liquide ne présente plus la moindre trace de sang. » Dépourvue de gravité, l'hématurie serait, d'après ces auteurs, un phénomène assez rare. Sur un total de 122 observations, ils n'en citent que trois cas relatifs à des femmes opérées de cancer du sein et chez lesquelles l'insensibilité avait été produite par des doses de 7 gr., de 10 gr. et de 5 gr. Dans ce dernier cas, l'urine ne paraît pas contenir de sang, mais le microscope révèle quelques globules. Une des opérées présente un symptôme particulier : « Pendant le pansement, la malade dont toute la partie supérieure du corps était découverte, fut prise d'un frisson. Était-ce le froid qui se faisait sentir ? C'est possible, la température de la salle où nous nous trouvions était assez basse. C'est peut-être à ce refroidissement qu'il faut attribuer la légère hématurie qui se produisit... Déjà nous avons signalé à plus d'une reprise la coincidence de l'hématurie avec le refroidissement de l'opéré. » Nous aurons plus tard à donner notre avis sur la valeur de cette explication.

Quelques mois après la publication, par MM. Deneffe et Van Wetter de leur plaidoyer éloquent en faveur des

injections anesthésiques, un chirurgien anglais, M. Orton[1] fait connaître deux cas où le chloral, ingéré par la
bouche, a produit une congestion intense des reins. Le
premier cas nous semble peu probant : le malade mort
après une forte dose de chloral, souffrait d'une congestion rénale antérieure. Le second cas, celui d'un hydro-
phobe, traité par des doses hautes et répétées, est plus
significatif. A l'autopsie, on trouva une hémorrhagie dans
le canal spinal et les reins très hypérémiés. « Quelques
expériences sur les animaux, dit l'auteur, m'ont con-
vaincu que la congestion des reins peut suivre et suit
presque invariablement l'usage du chloral. » On ne doit
point s'étonner si le chirurgien anglais, dans les expériences qu'il dit avoir faites, n'a pas vu le sang apparaître dans l'urine : sans doute, c'est dans l'estomac et
non dans les veines qu'il introduisait la substance active.
Or, comme nous le démontrerons plus tard, la chloralisation par cette dernière voie est une condition essentielle
du phénomène.

Les indications bibliographiques que nous venons de
résumer sont les seules qu'il nous ait été donné de re-
cueillir dans les diverses publications médicales. Toutefois, M. le docteur Arloing a bien voulu nous communi-
quer et nous autoriser à publier deux faits, observés par
lui à l'École vétérinaire de Lyon, et qui se rattachent à
notre sujet. Dans le cours de ses intéressantes recherches
relatives à l'action du chloral sur la circulation, M. Arloing, en pratiquant l'autopsie d'un cheval mort à la suite
d'une chloralisation intense, a trouvé la vessie distendue

---

[1] Ch. Orton, l'Hydrate de chloral et la congestion des reins, *British médica.
journal*, 1876, no 832, 9 décembre.

par une quantité considérable d'urine sanguinolente.
Dans une autre expérience, également suivie de mort, le
poumon présentait un foyer hémorrhagique. Le rein[1] et
le poumon[2] étant les voies d'élimination connues de
l'hydrate de chloral, on voit que ce n'est point le hasard
qui rapproche ici ces deux faits, mais une intime et na-
turelle connexion.

Avant d'exposer nos propres expériences, nous rappellerons quelques paroles, par lesquelles le maître vé-
néré de la Physiologie française, résumant la question
qui nous occupe, trace la voie à de nouvelles recherches,
indique le but qu'elles devront atteindre : « Il faudrait
savoir pourquoi cette hématurie, observée chez les animaux, ne se produit pas dans tous les cas : sur 60 observations, M. Vulpian la signale trois fois. Mais, dans l'organisme, pas plus qu'en dehors de lui, rien n'est laissé
au hasard. Il faudrait savoir quelles circonstances favo-
risent la production de l'hématurie et celles qui s'y op-
posent; si cet accident est plus fréquent selon l'âge des
animaux, selon qu'ils sont à jeun ou en digestion, etc.
Cette détermination trouverait immédiatement une importante application pratique et guiderait dans l'administration du chloral en médecine et en physiologie[3]. »

---

[1] Hermann.

[2] Demarquay, Cl. Bernard, Feltz et Ritter.

[3] Cl. Bernard. *Leçons sur les anesthésiques et l'asphyxie*, 1876, p. 315.

SECONDE PARTIE

Parmi nos expériences, faites sur des chiens de races
variées, nous choisirons, pour les exposer en détail, celles
dont toutes les circonstances ont été le plus rigoureusement déterminées. Pour éviter la répétition, nos divers
essais seront groupés autour d'un nombre restreint de
types principaux; car nous avons toujours vu la simili-
tude des résultats répondre à celle des conditions.

Indiquons d'abord brièvement le procédé opératoire.
La veine crurale, dénudée et liée, reçoit une canule du
plus grand diamètre possible, dirigée vers le cœur ; dans
l'intervalle des injections, une serre-fine met obstacle à
l'écoulement du sang. On prend la température dans le
rectum et l'on compte les pulsations cardiaques. La solution d'hydrate de chloral au cinquième, contenue dans
une seringue graduée, est lentement poussée dans la
veine, le mouvement du piston étant réglé d'après les
modifications que subit le pouls. Comme tous les obser-
vateurs, nous avons reconnu, souvent d'une manière

fâcheuse, l'extrême impressionnabilité du cœur à l'hydrate de chloral. C'est dans la veine jugulaire que nos premières injections ont été faites ; mais par cette voie trop directe, le chloral, lancé dans les cavités cardiaques sans mélange suffisant avec le liquide sanguin, provoque trop souvent l'arrêt diastolique du cœur. Ce danger, toujours imminent, nous obligea bien vite à faire définitivement choix de la veine crurale.

Une sonde est laissée à demeure dans la vessie, préalablement vidée, et fait office de siphon pour amener au dehors les moindres quantités d'urine sécrétée, grâce à une différence de niveau établie entre la gouttière à vivisections et le vase récepteur.

Quand on opère sur des chiens très jeunes, la susceptibilité du cœur est telle que la solution au cinquième, malgré de minutieuses précautions, ne peut être employée sans péril ; nous en avons rendu l'action moins meurtrière, en doublant son volume par l'addition d'eau distillée. Il importe également, en réchauffant artificiellement les animaux trop jeunes, de prévenir le refroidissement exagéré qui résulte de la chloralisation.

On sait qu'à l'état de pureté, l'hydrate de chloral possède une très légère réaction acide au papier réactif. Cette acidité a-t-elle quelque influence sur la production de l'hématurie ? Pour répondre à cette question, nous avons expérimenté avec le chloral neutralisé par le carbonate de soude, dans les conditions favorables à l'hématurie : celle-ci n'a point manqué de se produire.

Les différents états de digestion ou de jeûne, l'âge des animaux, la proportion du chloral injecté, telles sont

les conditions variables dont nous examinerons d'abord
l'influence.

PREMIÈRE EXPÉRIENCE

Chien adulte, à jeun depuis 30 heures ; hématurie très abondante,

Un bouledogue, adulte et vigoureux, à tissu adipeux très déve-
loppé, et pesant 16ᵏ,300, reçoit le matin une ration de 400 grammes de viande ; il absorbe en outre une notable quantité d'eau. On
le prive ensuite d'aliments et de boisson en le séquestrant avec
soin, et après 30 heures de jeûne, il est attaché sur la gouttière.
La sonde extrait de la vessie 200 centimètres cubes d'urine; la
température rectale est 38°,3. On fait une première injection de
15 centimètres cubes de la solution au cinquième (3 grammes de
chloral), en 15 minutes. Un remarquable changement dans le rhytme cardiaque se produit tout d'abord : les battements, très irré-
tguliers avant l'expérience (102 à la minute), ainsi qu'on le cons-
tate toujours chez le chien, se régularisent et s'accélèrent tant
que le chloral pénètre avec lenteur (140), ils se ralentissent si
l'injection devient plus rapide et tombent à 120. Les mouvements
respiratoires deviennent plus rares, irréguliers ; il se produit des
borborygmes, un des effets habituels de la chloralisation. La sé -
crétion urinaire continue, et pendant une heure, l'urine s'écoule
goutte à goutte sans mélange de sang. Le chien qui s'est prompte-
ment endormi, mais qui n'a jamais cessé de répondre à une exci-
tation un peu forte, commence à se réveiller. On injecte, une
heure après le début de l'expérience, 2 grammes de chloral (5
grammes en tout) : l'animal se rendort immédiatement, mais n'est
pas anesthésié. Dans le cours de l'expérience, et à plusieurs re-
prises, il se produit une défécation de matières demi-liquides, phénomène constant, qui révèle peut-être dans l'intestin une voie
accessoire d'élimination du chloral. Bientôt l'animal, toujours
engourdi, accuse par des plaintes une souffrance vive, des fris-
sons convulsifs l'agitent, mais l'urine continue à s'écouler limpide
et sans traces de sang. Trois grammes sont de nouveau injectés
(8 grammes en tout) ; presque aussitôt l'urine s'écoule fortement
rougie et se fonce de plus en plus, jusqu'à ressembler à du sang

tout à fait pur. L'apparition de cette hématurie, pendant l'injection des trois derniers grammes ne permet pas d'attribuer le phénomène à cette dose complémentaire ; celle-ci n'a sans doute contribué qu'à le rendre plus intense. Pendant que cette hémorrhagie devient de plus en plus abondante, le chien tombe dans une complète insensibilité ; la température continuant de s'abaisser, le thermomètre marque successivement, à intervalles de 30 minutes : 38°,3, 37°,2, 36°,2, 34°,5, 33°,3 (hématurie), 33°,1. L'observation est interrompue. — Après plusieurs heures, l'hématurie n'a.pas cessé, mais l'urine est moins colorée ; on a recueilli 200 centimètres cubes d'urine mélangée de sang. L'animal est réveillé et le thermomètre est remonté à 37°,4. L'examen microscopique du liquide révèle quelques globules sanguins, le plus grand nombre ayant été dissous, des détritus fibrineux, des cristaux et quelques cellules épithéliales de la vessie. On y recherche en vain des éléments figurés du rein. Au microspectroscope, les raies de l'hémoglobine oxygénée apparaissent très nettement ; on essaye sur le liquide l'action du sulphydrate d'ammoniaque et l'on obtient le spectre de l'hémoglobine réduite (bande de Stokes). — Le lendemain au matin, le chien ne paraît pas malade ; il accepte les aliments et n'a pas de fièvre. On le sonde, et l'urine, qui ne contient plus de sang, est aussi dépourvue d'éléments indiquant une altération rénale. Pas d'albumine ni de sucre.

Dans cette expérience, 8 grammes de chloral, c'est-à-dire 1 gramme pour 2 kilog. d'animal ont été injectés ; mais 5 ont suffi à produire l'hématurie chez l'animal à jeun ; celle-ci n'a pas été accompagnée de fièvre, mais a causé de vives douleurs, et dès le lendemain, il ne reste aucune trace appréciable des désordres produits par le chloral. Le chien se rétablit très rapidement.

Qu'il nous soit permis d'insister sur les modifications du rhytme cardiaque observées dans cette expérience, bien que l'étude de cette question soit étrangère à notre sujet spécial. On a dit, d'une façon absolue, que le chloral, injecté dans les veines, agit sur le cœur en diminuant la fréquence de ses battements[1] d'après nos obser-

1 Troquart, Thèse de Paris. 18[illegible]

vations, l'influence du chloral sur le cœur n'est pas invariable et dépend essentiellement de la vitesse de l'injection : rapide, celle-ci peut ralentir le cœur ; très lente, elle l'accélère. Ce résultat a été plusieurs fois vérifié par nous avec grande attention. D'ailleurs, MM. Feltz et Ritter, dans les expériences que nous avons rapportées, signalent sans exception l'accélération du cœur pendant les injections de chloral.

Examinons maintenant l'influence de la condition opposée, c'est-à-dire de l'état de digestion :

DEUXIÈME EXPÉRIENCE

Chien adulte, en digestion; pas d'hématurie.

Un chien de 13 kilog., pourvu, comme le précédent, d'un abondant tissu graisseux, a fait le matin un repas composé de 250 grammes de pain et d'une égale quantité de viande. On a soin de laisser de l'eau à sa portée. On attend cinq heures, puis on l'opère après avoir compté le pouls (108 par minute) et pris la température (39°,2). Sept grammes de chloral sont injectés par la veine crurale, en deux fois, à une demi-heure d'intervalle ; chaque demi-injection dure environ 5 minutes. Le cœur s'accélère pendant la première injection et donne 145 battements; cet effet se maintient tant qu'on pousse avec lenteur ; quand on pousse plus vite, il y a ralentissement passager. Le cœur reflète ainsi un certain nombre de fois les variations de l'injection. La température, prise à chaque demi-heure présente un abaissement continu et irrégulier : 38°,7, 37°,6, 36°,7, 36°,5, 36°,3. Avant l'opération, on a sondé l'animal et retiré 250 centimètres cubes d'urine ; pendant le sommeil, la sonde, laissée à demeure dans la vessie, donne écoulement à quelques gouttes d'urine normale. La sécrétion urinaire paraît fort diminuée. Après 3 heures, pas d'hématurie; l'animal est sacrifié par la section du bulbe, et l'autopsie pratiquée. La vessie contient seulement quelques centimètres cubes de liquide.

L'examen microscopique n'y révèle aucun élément figuré digne d'intérêt ; la recherche de l'albumine et du spectre de l'hémoglobine donne des résultats négatifs. Les reins sont faiblement hyperémiés ; le poumon droit présente un noyau de congestion. La vacuité de l'estomac, la présence de matières fécales dans le gros intestin, les chylifères distendus dans le tiers inférieur de l'intestin grêle attestent un état de digestion très avancée.

Nous ferons remarquer que dans notre première expérience, l'hématurie s'était montrée deux heures après le début de l'opération ; les doses injectées dans les deux expériences sont sensiblement égales (1 gramme pour 2 kilog. d'animal.)

Chez l'animal en pleine digestion, l'hématurie n'a pas eu lieu. Chez un animal dont le travail digestif serait moins avancé, cette immunité existe-t-elle ?

TROISIÈME EXPÉRIENCE

Chien adulte, en digestion stomacale ; hématurie faible.

On a privé d'aliments et de boissons un chien adulte pendant 27 heures ; puis on lui donne 200 grammes de viande et de l'eau à discrétion : il absorbe avidement l'un et l'autre. Une heure après ce repas, il est chloralisé. Poids de l'animal, 3 kilog. Au moment de l'opération, miction abondante. L'incision cause une légère hémorrhagie. Dans l'espace de 15 minutes, 1 gramme de chloral est injecté ; le cœur s'arrête deux fois et se remet à battre sous l'influence de courants d'induction et de frictions exercées sur le thorax. Le chien tombe dans un engourdissement profond, mais n'est pas insensible. Trois quarts d'heure après la première injection, il commence à se réveiller ; l'injection est reprise avec les précautions accoutumées ; les battements du cœur cessent après l'introduction de 40 centigrammes. Déjà quelques gouttes d'urine rougeâtre se sont écoulées par la sonde. Autopsie : la vessie contient environ dix centimètres cubes d'urine légèrement teintée de

sang ; les voies d'excrétion sont intactes, mais les reins, surtout
le droit, sont très congestionnés, sans ecchymoses. Le foie, très
hypérémié, laisse écouler à la coupe une grande quantité de sang.
Dans toute la longueur de l'intestin grêle, aucun chylifère n'est
visible ; l'estomac est encore rempli d'aliments incomplètement
digérés. L'animal est donc en digestion stomacale, et le travail
digestif de l'intestin n'est pas commencé.

Cette expérience, et quelques autres du même genre,
établissent que l'hématurie peut se produire, plus faible,
à la vérité, chez l'animal qui digère, tant que l'absorption n'a pas encore introduit dans le sang une quantité
notable d'aliments. Plusieurs fois le phénomène s'est
montré dans des conditions où nous ne l'attendions pas,
chez des chiens supposés en digestion : l'autopsie nous a
toujours expliqué ces anomalies en nous révélant des états
peu avancés du travail digestif.

Les faits que nous venons d'analyser pourraient suffire
à démontrer l'influence exercée par l'état de la digestion
et de l'absorption. Toutefois nous signalerons encore
brièvement les résultats de trois épreuves faites sur le
même animal en trois jours consécutifs et qui offrent,
pour cette raison, un intérêt spécial.

QUATRIÈME EXPÉRIENCE

Chien adulte, à jeun depuis 24 heures ; hématurie.

Un chien, pesant $10^k,400$, est privé d'aliments et de boissons
depuis 24 heures. On injecte trois grammes de chloral par la jugulaire en 10 minutes ; à chaque poussée, le cœur se ralentit beau-
coup et s'arrête souvent plusieurs secondes. Nous ne constatons
pas l'accélération si nette dans certaines de nos expériences.
Après une demi-heure, nouvelle injection de 2 grammes. Pendant

environ 1 heure, l'urine s'écoule normale et en très faible quantité, puis l'hématurie apparaît : le liquide, très rare, ressemble à
du sang pur. On y reconnaît, en grand nombre, les globules
rouges.

Pour rendre plus active la sécrétion, presque supprimée, on
injecte dans la veine, en trois fois, 500 grammes d'eau à 35°. Le
chien manifeste une vive douleur, crie et s'agite, et l'hématurie,
devenue plus abondante, continue pendant plusieurs heures.

CINQUIÈME EXPÉRIENCE

Le lendemain, le chien paraît bien remis de son épreuve ; il
bo   avidement l'eau qu'on lui présente et mange une ration de
viande. La fonction rénale paraît revenue à son état normal :
l'urine, claire et non albumineuse, ne contient plus de sang.

On injecte, quelques heures après le repas, 5 grammes de chloral par la veine crurale, en deux fois et de la même manière que
dans l'expérience de la veille. On laisse une sonde dans la vessie
et on recueille le liquide, jusqu'à réveil complet de l'animal. Il est
impossible de déceler le sang. Il n'y a pas eu de souffrance ni
d'agitation.

SIXIÈME EXPÉRIENCE

Le même chien ne reçoit ni aliments ni boisson, et, le jour suivant, à jeun depuis près de 30 heures, il est, pour la troisième
fois, soumis à l'influence du chloral. Au moment de l'expérience,
miction abondante ; on recueille 250 centimètres cubes de liquide
dont l'examen est fait avec soin et ne révèle aucun caractère pa-
thologique. 3 grammes, puis 2 grammes sont injectés et, après
deux heures, ne produisent pas d'hématurie. On injecte encore
2 grammes ; le cœur, très ralenti, finit par s'arrêter. L'expérience
a duré 4 heures. La vessie contient un peu d'urine fortement
rougie par le sang. Les reins, décortiqués avec soin, sont très
congestionnés et présentent, dans la substance corticale, des taches d'infiltration sanguine ne disparaissant pas au lavage. La

pression fait sourdre par les papilles, un liquide clair qui contient un très petit nombre de cellules. Il n'y a pas d'ecchymoses.

Dans l'état de digestion, l'hématurie n'a pas lieu ; à jeun, elle peut se produire. Le résultat étant acquis, il est facile de l'interpréter. L'absorption des substances digérées augmentant la masse totale du sang, ce fluide est en même temps dilué si la proportion des boissons est considérable. Dans ces conditions le liquide urinaire, plus abondant et moins dense, entraîne plus rapidement et dans un état de moindre concentration les substances étrangères introduites dans l'économie. On conçoit, dans l'espèce, que l'action irritante exercée sur les reins par le chloral soit moins vive et moins prolongée.

Si telle est l'influence de la digestion, une injection d'eau dans les veines, en diluant artificiellement le liquide sanguin, doit réaliser la condition dans laquelle l'hématurie ne se produit pas. C'est ce que prouve l'expérience.

SEPTIÈME EXPÉRIENCE

Chien adulte, à jeun depuis 30 heures ; injection de 500 gr. d'eau dans la veine ; pas d'hématurie.

Un lévrier, adulte et vigoureux, est enfermé dans une cage séparée après un repas abondant et jeûne pendant 30 heures. Son poids est 11^k,300. On introduit dans la veine crurale, au moyen d'une seringue munie d'un robinet à deux voies, 4 grammes de chloral, dissous dans 500 grammes d'eau distillée. La solution a été filtrée avec soin et chauffée à 40°. Avant la fin de l'injection, rapide et non interrompue, le chien est déjà complètement endormi ; la sensibilité est conservée à la cornée et à la cloison des fosses nasales. L'urine coule bientôt en abondance par la sonde, assez foncée au début, bientôt claire et diluée ; en 2 heures on en recueille 250 centimètres cubes. Le réveil de l'animal nous prouve une élimination presque complète du chloral ; l'hématurie ne s'est pas produite.

L'introduction d'une masse considérable d'eau dans l'appareil circulatoire (un tiers environ de la masse totale du sang) n'a produit aucun accident. Affirmée par de nombreux physiologistes, la parfaite innocuité de cette opération permet d'employer, avec avantage, dans les injections intra-veineuses, des solutions étendues de chloral et d'éviter ainsi certains accidents : la phlébite, la coagulation du sang, la paralysie du cœur.

Le chien qui nous a servi de sujet dans la précédente expérience, a présenté, deux jours plus tard, l'hématurie la plus intense, pour 3 gr. 50 de chloral. Jamais, dans nos recherches, une quantité plus faible de cette substance n'a suffi à produire le phénomène (environ 0 gr., 30 pour un kilog. d'animal).

Il n'est pas nécessaire, pour que l'hématurie soit possible, de soumettre l'animal à une abstinence prolongée ; nous avons vu que la privation d'aliments pendant 30 heures suffit à créer la condition indispensable. Si l'on cherche à exagérer cette condition, on peut obtenir des effets très différents. Dans une de nos expériences, le chloral (6 gr.), chez un chien à jeun depuis 75 heures, n'a pas causé l'hématurie ; il est vrai qu'il y avait suppression presque complète de la sécrétion urinaire. Le lendemain, le chien encore engourdi, recevait une injection de 250 gr. d'eau tiède ; l'urine recueillie pendant les heures suivantes ne contenait pas de sang.

Deux expériences, faites sur de jeunes chiens ont donné des résultats semblables à ceux que nous avons obtenus en expérimentant sur des chiens adultes, dans les mêmes circonstances. Voici les détails d'une expérience.

HUITIÈME EXPÉRIENCE

Chien très jeune, en digestion; pas d'hématurie.

On injecte en deux fois, à 15 minutes d'intervalle, 1 gramme de chloral (solution au dixième) dans la veine crurale d'un basset, âgé de 2 à 3 mois et pesant $1^k,900$. Le chien, nourri avec soin les jours précédents, avait mangé le matin 150 grammes de viande. Une heure avant l'expérience, il boit abondamment. Le sommeil est accompagné d'une insensibilité complète, les battements du cœur, très ralentis, sont presque imperceptibles. La température initiale de 38°,6, descend, en 2 heures, à 32°,5. On réchauffe artificiellement l'animal qui se réveille bientôt, recouvre la sensibilité, mais reste engourdi et incapable de marcher. Il est agité de tremblements convulsifs. Le thermomètre est remonté à 34°,6. On fait la section du bulbe et l'autopsie : la vessie contient 10 centimètres cubes d'urine limpide, sans trace de sang. Les reins sont normaux, sauf une légère injection de la substance corticale. Les chylifères, visibles dans toute la longueur de l'intestin grêle, nous prouvent que l'animal est bien dans la condition que nous avions voulu réaliser.

Toutes les expériences jusqu'ici décrites ont été faites suivant un seul mode opératoire, l'injection intra-veineuse. La pénétration de la substance active dans le milieu intérieur, sauf de très faibles variations, présente donc dans tous les cas le même caractère de rapidité, et cette condition, commune et constante, permet d'apprécier nettement l'influence des autres conditions que nous avons, à dessein, fait varier.

Mais l'injection dans les veines, qui supprime les étapes préliminaires de l'absorption, est-elle indispensable à la production de l'hématurie ? L'introduction plus lente, moins certaine par d'autres voies est-elle insuffisante, les conditions favorables étant d'ailleurs réunies ?

Voici la réponse de l'expérience à cette question.

NEUVIÈME EXPÉRIENCE

Chien adulte, à jeun ; injection hypodermique; pas d'hématurie.

Une petite chienne épagneule, pesant $2^k,600$, est rigoureusement privée d'aliments et de boisson pendant 30 heures. On la chloralise ensuite par injection hypodermique. On sait tous les inconvénients de ce procédé, inapplicable à l'homme, en raison de la causticité propre à l'hydrate de chloral : des eschares, de l'œdème, parfois même des abcès, résultent souvent de l'action irritante exercée sur le tissu cellulaire. Cette action peut même, dans une certaine mesure, mettre obstacle à l'absorption rapide du liquide injecté. Pour atténuer ce dernier inconvénient, le trocart de la seringue est enfoncé successivement en deux points, aussi distants que possible, dans chaque région inguinale et 3 grammes de chloral, dissous dans 15 grammes d'eau, sont introduits sous la peau, en parties égales et dans l'espace d'un quart d'heure. L'animal crie et s'agite à chaque piqûre et continue, l'injection faite, à témoigner qu'il ressent vivement l'action caustique du chloral. Ce n'est qu'après 20 minutes environ qu'il s'endort et que sa sensibilité devient plus obtuse ; toutefois, il répond nettement aux excitations pourvu qu'elles soient intenses. La température rectale de 39°,4 au début, s'abaisse rapidement et le cœur s'affaiblit ; après 3 heures de coma persistant, on tâche de réveiller l'animal par l'électricité, mais en vain. Le cœur s'arrête bientôt ; au moment de la mort, le thermomètre marque 35°,4.

L'autopsie est faite immédiatement : la vessie, vidée avant l'expérience, contient quelques centimètres cubes d'urine parfaitement limpide ; on recherche inutilement les globules sanguins et les raies spectrales de l'hémoglobine.

Ce résultat négatif nous dispense de toute recherche

relative à l'absorption du chloral par l'estomac ou l'intestin : d'innombrables recherches cliniques et physiologiques ont démontré que ces deux voies de pénétration sont
moins sûres et moins rapides que le tissu cellulaire sous-
cutané.

En résumé, de toutes nos expériences, variées et répétées, découlent les conclusions suivantes :

La production de l'hématurie par le chloral dépend
essentiellement, à doses égales, de la proportion d'eau
contenue dans le sang; la quantité de ce liquide circulant
dans l'organisme, quantité variable, peut aussi jouer un
rôle important. Il faut donc tenir compte de deux fac-
teurs, la masse du liquide sanguin et son état de dilution.
La digestion n'influence le phénomène qu'en modifiant la
quantité et la composition du sang.

L'hématurie est soumise aux mêmes conditions chez
les animaux très jeunes et chez les adultes.

Tantôt la sécrétion urinaire a été presque tarie, tantôt
elle est restée active, sans qu'on puisse indiquer nettement la raison de ces différences.

Une vive douleur, manifestée par les cris et l'agitation
de l'animal endormi, est toujours liée à l'apparition du
sang dans l'urine.

Quant au frisson, auquel MM. Deneffe et Van Wetter
attribuent une signification dans la production du phénomène, nous l'avons constaté chez la plupart de nos
chiens fortement chloralés, qu'ils aient ou non présenté
l'hématurie. Nous pensons, en conséquence, que le passage du sang dans l'urine ne peut être rattaché au frisson
par un lien de causalité.

Enfin, une condition importante est l'introduction rapide d'une dose de chloral assez forte. Par les voies ordinaires d'absorption, le chloral, pénétrant d'une manière lente et successive, n'existe jamais dans le sang en quantité suffisante pour produire l'hématurie, en raison de l'élimination rapide qui se produit.

L'ensemble de nos expériences nous offre une preuve saisissante de la constante reproduction des mêmes phénomènes dans des conditions identiques.

Il nous reste à rechercher par quel mécanisme, par quelle action intime sur le parenchyme des reins, le chloral ou ses produits de transformation, pénétrant avec le sang dans ces organes pour y être éliminé, détermine les ruptures vasculaires dont témoigne l'hématurie ; la présence des hématies dans le liquide sécrété prouve en effet qu'il ne s'agit point seulement d'une transsudation d'hémoglobine dissoute, comme l'ont admis MM. Feltz et Ritter, mais bien d'une véritable hémorrhagie.

Quelle lésion du tissu produit ou accompagne cette hémorrhagie, telle est la première question à résoudre. Si nous rappelons l'absence constante de fièvre et de symptômes inflammatoires chez tous nos animaux, leur prompt rétablissement après l'expérience, l'impossibilité de trouver dans l'urine expulsée pendant le phénomène ou les jours suivants les cellules épithéliales et les cylindres fibrineux d'origine rénale qui pourraient indiquer une néphrite ; si nous invoquons les résultats toujours

négatifs de la recherche de l'albumine ; enfin les autop-
sies, soit immédiates, soit pratiquées plusieurs jours après
l'hématurie et révélant une simple congestion des reins,
il semblera légitime d'admettre que le chloral ne produit
aucune altération profonde dans le tissu de la glande, et
que les ruptures vasculaires par lesquelles le sang
s'échappe constituent toute la lésion dont elle est le
siège.

Résultant directement des expériences, la conclusion
probable que nous venons d'énoncer exigeait, pour être
définitive, la sanction de l'examen histologique. Cet examen a été pratiqué au laboratoire d'anatomie patholo-
gique, sur les reins d'un chien trois fois soumis à l'action
du chloral et ayant eu deux fois l'hématurie (expériences
IV, V et VI). Dans la substance corticale, l'épithélium
des *tubuli contorti* apparaît très nettement et présente
un aspect normal. A l'intérieur des tubes, dont aucun
n'est oblitéré, on n'aperçoit ni cylindres fibrineux ni
globules sanguins ; ceux-ci, au contraire, apparaissent
en grand nombre et très serrés dans les vaisseaux. Enfin,
lésion unique et caractéristique des foyers hémorrhagi-
ques, dont quelques-uns très grands, sont répandus çà et
là, et se présentent comme des cavités sans parois propres, remplies d'hématies, émettant des prolongements
irréguliers entre les éléments du rein dissociés.

La préparation par l'acide osmique permet de voir
les noyaux dans toutes les cellules épithéliales, et atteste
ainsi l'absence de dégénérescence graisseuse.

Il est donc bien établi que le chloral, en produisant
l'hématurie, ne développe aucune lésion inflammatoire.
Mais cette conclusion ne doit point dépasser la limite des

faits observés et, si l'absence de néphrite est incontestable chez les animaux soumis à nos expériences, il serait peu légitime de conclure d'une irritation passagère, rapidement exercée, aux lésions qui pourraient résulter de l'action prolongée et réitérée du chloral.

Par quel mécanisme le chloral, dans certaines conditions, provoque-t-il les ruptures vasculaires qui sont la cause prochaine de l'hématurie ? On a invoqué, pour les expliquer, la paralysie des vaso-moteurs sous l'influence du chloral et l'accroissement de tension qui en résulte dans les capillaires. Cette propriété que le chloral possède de produire une dilatation vasculaire générale, analogue à celle qui accompagne l'absorption de la morphine (Claude Bernard), est aujourd'hui bien connue des physiologistes. Il est peu d'organes qui n'aient pas été trouvés hypérémiés dans la chloralisation ; dans toutes nos expériences, nous avons vu les téguments prendre une teinte d'un rose vif, la langue et la muqueuse buccale s'injecter ; à l'autopsie, le foie, la rate, le poumon, étaient constamment hypérémiés. D'après quelques auteurs, la paralysie vaso-motrice atteindrait aussi les organes encéphaliques. « Cet état d'hypérémie, dit M. Troquart, dans la thèse que nous avons déjà citée, peut être parfois poussé assez loin pour donner naissance à la formation de ruptures et de véritables ecchymoses... Ces faits nous paraissent pouvoir servir à expliquer certains accidents signalés du côté des reins par M. Vulpian. Il est possible d'ailleurs, qu'outre l'hypérémie générale qui atteint le rein au même titre que les autres organes, il y ait une question d'élimination plus ou moins rapide par le rein... pour notre part, bien que notre attention ait été appelée sur cet accident, nous ne l'avons jamais trouvé[1]. »

L'explication des ruptures vasculaires dans le rein, par la congestion passive dont il est le siège, comme tous les autres organes, n'a rien d'invraisemblable au premier abord et paraît trouver un appui dans les expériences de M. Vulpian[2] sur les effets qui résultent de la section du splanchnique : on sait qu'une hypérémie intense, l'albuminurie, parfois même l'hématurie, furent la conséquence de cette section. Mais l'action du chloral sur les vaso-moteurs, indépendante des états de jeûne et de digestion, est incapable d'expliquer un phénomène qui dépend essentiellement de cette condition. Toujours le chloral produit la dilatation vasculaire ; l'hématurie n'apparaît que dans certains cas bien déterminés. Nous croyons donc, avec M. Vulpian, qu'il faut attribuer ce phénomène à l'irritation directement exercée sur les vaisseaux du rein par le chloral, ou ses produits de transformation ; la paralysie vaso-motrice peut toutefois jouer un certain rôle en facilitant les ruptures par la distension qu'elle fait subir aux vaisseaux.

Une dernière question exige encore un rapide examen : l'action irritante exercée sur le rein, pendant l'élimination de la substance active, est-elle le fait du chloral ou des composés qui résultent de sa transformation ? Il est aujourd'hui démontré que le chloral, au contact des humeurs alcalines de l'économie, éprouve un dédoublement, au moins partiel, en chloroforme et formiate de soude. Peut-être a-t-on exagéré l'importance de ce phénomène

---

[1] Troquart, Thèse de Paris, 1877.
[2] Vulpian, Académie de médecine, 1874.

chimique, sujet de si longues discussions, et trop méconnu l'action autonome du chloral en attribuant les remarquables effets de ce composé au chloroforme dont il est la source. Mais si la légitimité des déductions physiologiques peut être contestée, le fait chimique n'est pas douteux. Récemment, la preuve en a été faite par les expériences décisives de M. Personne[1]. Du sang de bœuf, additionné de chloral et soumis dans un vase distillatoire à une température voisine de 40°, dégage des vapeurs de chloroforme qui précipitent en abondance l'azotate d'argent et qu'il est même possible de condenser pour en vérifier les principales propriétés. On sait, en outre, que le chloroforme, dans le sang, se transforme à son tour en formiate et chlorure alcalins. De telle sorte, d'après M. Personne, que le chloral, introduit dans l'économie, serait éliminé en totalité par les reins, à l'état de chlorure de sodium et de formiate de soude. Jamais, d'après le même chimiste, on ne rencontre dans l'urine des animaux soumis à l'action du chloral, même à doses massives, aucune trace de chloral ni de chloroforme.

Sans révoquer en doute la réalité des faits énoncés par M. Personne, dont les travaux ont une si légitime autorité, nous rappellerons que M. Hermann admet, comme une vérité démontrée, l'élimination du chloral en nature par les reins et la possibilité de le déceler dans l'urine[2]. La recherche du chloral a été faite, sous la direction du physiologiste allemand, par Mlle Tomascewich, au moyen d'une réaction nouvelle, la réaction

[1] J. Personne, Études chimiques sur le chloral. Paris, 1877.
[2] *Lehrbuch der experimentellen Toxicologie.* 1874, page 272.

d'Hoffmann : le liquide contenant des traces de chloroforme ou de chloral, mêlé avec de l'aniline et une lessive
de soude alcoolique, dégage une odeur caractéristique
due à la formation d'un composé particulier, l'Isocyano-
phényl. Voici les détails de l'opération : on rassemble
les urines d'hommes ayant pris, le soir, 4 à 6 grammes
de chloral ; et une partie (200 c. c.), acidulée faiblement avec l'acide tartrique ou phosphorique, est chauffée
à 50 ° ou 60 °. Un courant d'air, traversant le liquide
maintenu à cette température, passe ensuite dans un
petit récipient refroidi et contenant un peu d'alcool. Après
une demi-heure, on change l'alcool du récipient, on al-
alcalinise fortement l'urine et l'on fait passer de nouveau
un courant d'air pendant le même temps. Puis, les deux
parts d'alcool sont essayées par la réaction d'Hoffmann.
Mlle Tomascewich a trouvé que chaque fois, la première
part d'alcool donnait un résultat négatif, tandis que la
seconde dégageait l'odeur caractéristique. La transformation du chloral en chloroforme étant possible seulement
dans un milieu alcalin, ce résultat constant prouve que
l'urine ne contient pas de chloroforme libre (1re épreuve)
et qu'elle contient du chloral (2me épreuve).

Nous rappellerons encore que le passage dans l'urine
du chloral non décomposé, est attesté par les recherches
de von Mering et Musculus[1], qui trouvèrent non-seule-
ment des traces de chloral, mais un corps acide particulier,
l'acide urochloralique, formé par la combinaison du chloral avec un composé organique. Cet acide a été obtenu
cristallisé en aiguilles incolores, soyeuses, qui se dissol-

---

[1] *Berichte. der deutsch. chemischen Gesellschaft*, 1875.

vent facilement dans l'alcool et réduisent l'oxyde de cuivre dans une solution alcaline. Ces recherches ont été confirmées par celles, plus récentes, de Falck[1].

Ainsi, s'il est démontré que le chloral, dans l'écono‑mie, peut être décomposé, il est non moins certain qu'il peut être éliminé par les reins avant d'avoir subi cette transformation. Les résultats contradictoires en apparence que divers auteurs également dignes de foi ont obtenu, dans les recherches de cet ordre, ne nous semblent point inconciliables : car, suivant la dose et la rapidité de l'éli‑‑mination, une fraction variable du chloral absorbé peut échapper à l'action du milieu organique et traverser les voies d'élimination.

Nous admettons en conséquence que, soit en nature, soit à l'état d'acide urochloralique, le chloral traverse le parenchyme rénal et détermine par une action irri‑tante propre, les ruptures vasculaires et l'hématurie.

D'ailleurs, la question chimique que nous venons de résumer n'a pour nous qu'un intérêt secondaire, et nos recherches auront atteint leur but principal, si elles ont nettement établi les conditions essentielles du phénomène,

---

[1] *Ueber den Uebergang des Chloralhydrates in den Harn*, 1877.

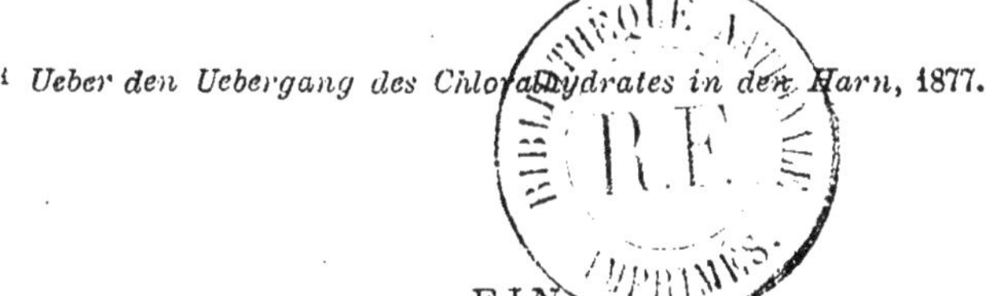

FIN